ÉTUDE CRITIQUE

SUR

LES DIVERS MODES DE TRAITEMENT

DU

RHUMATISME NOUEUX

PAR

Hermann LUPUS,

Docteur en médecine de la Faculté de Paris,
Ancien externe des hôpitaux de Paris et de l'ambulance de la Presse
pendant la guerre.

PARIS

ADRIEN DELAHAYE, LIBRAIRE-EDITEUR

PLACE DE L'ÉCOLE-DE-MÉDECINE

—

1875

ÉTUDE CRITIQUE

SUR

LES DIVERS MODES DE TRAITEMENT

DU

RHUMATISME NOUEUX

PAR

Hermann LUPUS,

Docteur en médecine de la Faculté de Paris,
Ancien externe des hôpitaux de Paris et de l'ambulance de la Presse
pendant la guerre.

PARIS

ADRIEN DELAHAYE, LIBRAIRE-ÉDITEUR

PLACE DE L'ÉCOLE-DE-MÉDECINE

—

1875

A MON PÈRE ET A MA MÈRE

Recevez, chers parents, ce faible témoignage de gratitude pour les sacrifices que vous n'avez cessé de vous imposer pour moi.

A MON BEAU-FRÈRE.

Témoignage de vive reconnaissance.

A MON FRÈRE ET A MES SŒURS.

A TOUS MES PARENTS.

A TOUS MES AMIS.

Lupus.

A M. LE PROFESSEUR LASÈGUE,

Médecin de la Pitié,
Officier de la Légion d'honneur.

Recevez, cher Maître, l'expression de ma plus vive reconnaissance.

A TOUS MES MAITRES DE L'ÉCOLE DE PARIS.

A M. LE Dr DAVILA,

Inspecteur général du service sanitaire de l'armée roumaine,
Professeur de chimie,
Chevalier de la Légion d'honneur et de plusieurs ordres étrangers.

A M. LE Dr MARCOVICI,

Ancien interne lauréat des hôpitaux de Paris,
Professeur de clinique médicale à la Faculté de médecine de Bucharest.

Recevez, chers maîtres, cette faible expression de ma profonde reconnaissance.

A TOUS LES PROFESSEURS

DE LA FACULTÉ DE MÉDECINE DE BUCHAREST.

ÉTUDE CRITIQUE

SUR LES DIVERS MODES DE TRAITEMENT

DU

RHUMATISME NOUEUX

INTRODUCTION.

Le rhumatisme noueux est assurément une des maladies les plus rebelles à la thérapeutique; bien souvent, malgré tous les efforts, elle a continué sa marche, ajoutant chaque jour de nouveaux désordres aux lésions profondes et irrémédiables déjà accomplies. Est-ce à dire pour cela qu'il faille, en présence des douleurs qu'éprouve le patient, en face de cette difformité qui chaque jour s'accentue davantage, qu'il faille, dis-je, rester simple spectateur et s'exagérer ainsi le sentiment de son impuissance ? Nous ne le pensons pas, nous croyons volontiers tout le contraire; plus les difficultés sont grandes, plus doivent augmenter et se multiplier les efforts par lesquels on pourra sinon en triompher absolument, du moins, en diminuer ou en retarder les inconvénients.

Cette pensée, jointe à l'observation de quelques cas de rhumatisme noueux, que nous eûmes l'occasion de faire durant le cours de nos études, nous ont engagé à prendre pour sujet de notre thèse inaugurale, l'examen des divers modes de traitement qui ont été employés jusqu'à ce jour.

Ainsi que cela a eu lieu pour la plupart des maladies rebelles, on a multiplié les tentatives, on a eu recours à la plupart des agents de la matière médicale ; tantôt guidé par une théorie sur la nature de ces manifestations rhumatismales, tantôt d'une façon purement empirique, on a tour à tour préconisé les systèmes les plus divers et chose bien digne de remarque, commune d'ailleurs dans les annales de la thérapeutique, un grand nombre de ces tentatives ont été fructueuses et pleines de promesses à leur début, elles ont fait naître les plus belles espérances, puis les mécomptes sont arrivés et malgré les efforts par lesquels plusieurs expérimentateurs ont d'abord cherché à expliquer leurs insuccès, ceux-ci chaque jour plus nombreux sont venus leur confirmer l'instabilité et l'incertitude des effets qu'ils croyaient assurés. Qu'en conclure ? Faut-il classer le rhumatisme noueux parmi les affections incurables, faut-il par exemple, le ranger au point de vue du pronostic ou de l'impuissance médicale à côté du cancer ? Non certes, les manifestations diverses du rhumatisme noueux ne parcourent pas nécessairement un cycle défini, leur évolution n'est pas soumise à des lois immuables qui puissent faire considérer comme une marche fatalement certaine les diverses étapes que nous leur voyons trop souvent parcourir, très-souvent elles se limitent, subissent des temps d'arrêt, quelquefois même elles rétrogradent ; en un mot, pendant un temps fort long, elles permettent d'espérer, soit une guérison complète, chose rare je le reconnais, soit au moins un terme à leurs progrès.

Or, en présence de cette variabilité dans la marche, de ces grandes différences dans le degré et l'étendue des altérations, il nous semble que les plus grands efforts doivent être tentés pour enrayer cette évolution, pour en réparer les désordres, pour en prévenir les retours. Il nous semble que tout doit être mis en œuvre pour atteindre ce but, une médication générale qui modifiera le terrain sur lequel s'est implanté le rhumatisme ; une médication locale qui s'attaquera directement aux lésions engendrées par lui, qui les contrariera dans leur évolution, préviendra les désordres qui en sont la conséquence et effacera les traces de son passage. Ce ne sera donc pas à une médication unique qu'il faudra recourir, des moyens nombreux, les uns locaux, les autres généraux, se prêteront un mutuel appui et concourront au même but.

C'est précisément cette diversité d'aspect sous laquelle se présente le rhumatisme noueux qui constitue la difficulté, et si l'on veut éviter une marche un peu aveugle et des tâtonnements pénibles pour se guider sur des bases scientifiques, aussitôt la difficulté s'accentue et l'on reconnaît combien est souvent difficile la solution du problème thérapeutique qui consiste « *à saisir les indications.* »

Nous osons espérer qu'on voudra bien apprécier les difficultés de notre entreprise et tenir compte de nos efforts. Si nous n'avons pu donner à nos conclusions plus de précision que le sujet n'en comporte, on trouvera du moins, dans notre travail, les éléments de la question, la manière d'agir de nos maîtres les plus éminents et quelques points de repère qui pourront peut-être servir à guider le médecin aux prises avec la tenacité si grande du rhumatisme noueux.

Voici l'ordre que nous avons adopté. Nous avons étudié à part chacune des médications principales, leur donnant les développements généraux par lesquels on sera à même de les appliquer avec tous les détails recommandés par les médecins qui les ont préconisés : ces détails ne sauraient paraître minutieux si l'on songe à l'importance qu'ils présentent en thérapeutique. La médication a été exposée d'après l'auteur qui l'a vulgarisée, ou qui l'a fait connaître ainsi pour citer quelques exemples, la médication arsénicale a été exposée d'après M. Gueneau de Mussy ; nous avons à propos de la médication iodée, exposé la pratique de M. le professeur Lasègue ; les bains de sable chaud appartiennent à Trousseau, les bains de vapeur térebenthinés n'appartiennent pas à M. Chevandier (de la Drôme), mais cependant il les a appliqués sur une foule de malades et a appelé de nouveau l'attention sur eux, etc.

Après l'exposé de la médication, nous avons dit un mot des résultats obtenus par l'auteur et autant que possible, nous avons cherché à exprimer succinctement la façon dont s'était comportée la médication en d'autres mains ; une ou deux phrases ont généralement suffi pour exprimer l'opinion des personnes qui ont fait connaître le résultat de leurs tentatives.

Nous avons cru devoir consacrer un paragraphe au traitement chirurgical de certaines manifestations du rhumatisme noueux. Cette intervention de la chirurgie dans une question qui paraît être absolument du domaine de la médecine, peut sembler étrange au premier abord, mais cependant nous ne la croyons pas déplacée. Un mot de justification légitimera probablement notre manière de voir.

A plusieurs reprises, dans les services de chirurgie, nous avons observé des malades atteints de rétractions tendineuses qui avaient entraîné la flexion de certains doigts, surtout de l'index et du petit doigt, et il en résultait une gêne si grande dans l'usage de la main, qu'ils venaient réclamer les secours de la chirurgie. Cette flexion se produit habituellement sans douleur, elle existe indépendamment de toute altération du squelette et des synoviales, elle peut avoir été prcédée de quelques douleurs rhumatismales, n'offrant d'ailleurs aucun caractère spécial.

Nous croyons devoir considérer ces retractions tendineuses comme une manifestation du rhumatisme noueux, plusieurs motifs nous engagent à les envisager ainsi : d'abord des lésions fibreuses semblables sont journellement observées, conjointement avec les altérations osseuses du rhumatisme noueux; d'un autre côté, on voit fréquemment le rhumatisme porter sur les tendons de certains muscles, sur le biceps, par exemple, et entraîner une demi-flexion de l'avant-bras, absolument semblable à celle dont nous voulons parler. Enfin la flexion morbide de certaines jointures tient, non seulement à une rétraction tendineuse, mais encore à l'induration et l'épaississement des aponévroses palmaire ou plantaire et du tissu cellulaire sous-cutané ; or, quelle influence autre qu'une influence rhumatismale pourrait donc engendrer de semblables lésions ?

Nous avons cru devoir assigner une place au traitement chirurgical de cette forme de rhumatisme que quelques auteurs ont qualifié du nom de rhumatisme fibreux.

Après cet exposé, nous avons tracé les lignes de conduite qui doivent servir de guide dans l'emploi et l'association de ces diverses médications ; malheureusement leurs effets n'ont pas, jusqu'à ce jour, présenté une fixité qui puisse permettre de poser des règles absolues relativement à leur emploi ; il n'en est pas moins certain que leur application judicieuse et leurs combinaisons peuvent rendre les plus grands services.

Qu'il nous soit permis, avant d'entrer en matière, d'exprimer notre reconnaissance à M. le professeur Lasègue; nous avons rencontré chez lui un accueil dont nous conserverons un souvenir ineffaçable.

TRAITEMENT DU RHUMATISME NOUEUX PAR L'IODE.

Cette médication a été préconisée, pour la première fois, en 1856, par M. le professeur Lasègue, qui l'a vu réussir chez des malades dont les lésions articulaires avaient résisté aux moyens les plus variés et les plus habilement conduits. L'iode avait déjà, entre ses mains, donné de bons résultats contre des gonflements osseux répétés, de nature rhumatismale ; c'est ce qui l'engagea à étendre les cercle de ses applications. Voici, en quelques mots, quelle fut sa première tentative : « C'était à l'hôtel-Dieu ; dans la salle Saint-Agnès, se trouvait un malade qui, depuis trois ans, était atteint d'un rhumatisme noueux qu'il promenait d'hôpital en hôpital, cherchant vainement à tempérer ses douleurs, à mettre un terme au progrès chaque jour plus accentué de ses déformations articulaires. Au moment de son entrée à l'Hôtel-Dieu, toutes les articulations des pieds et mains étaient plus ou moins déformées ; d'ailleurs, la maladie avait envahi encore presque toutes les autres jointures (poignet, coude, épaule, genou, etc.). Le malade, âgé de 33 ans, avait été obligé de quitter son état; il lui était même devenu impossible de sortir de son lit. Cependant, fait important à noter, les altérations articulaires étaient dans une période franchement aiguë, les jointures n'avaient pas la sécheresse, bien décrite par M. Charcot ; les muscles n'étaient pas atrophiés.

Pour tout traitement, le malade fut soumis à l'administration de la teinture d'iode; plus tard, on ajouta, à titre de calmant, les cataplasmes de sable chaud. Au bout de quelques semaines, la maladie était enrayée· après quelques mois, plusieurs jointures étaient devenues mobiles; le progrès fut lent, mais constant, et après quatre mois de traitement par l'iode, le malade était en état de solliciter une place d'infirmier d'hôpital.

Plus tard, M. le professeur Lasègue eut recours à la teinture d'iode chez deux femmes : l'une, d'un certain âge, dont les articulations des doigts et des orteils étaient presque toutes affectées; au bout de cinq semaines de traitement exclusif par la teinture d'iode, cette femme pouvait faire exécuter à sa main des mouvements qu'elle avait depuis longtemps perdus; elle pouvait coudre, le gonflement avait diminué et les douleurs s'étaient calmées; cependant elles n'étaient pas encore totalement disparues; elle quitta l'hôpital.

Dans le second cas, il s'agit d'une jeune fille de 19 ans, d'aspect chlorotique, qui fut prise d'un rhumatisme subaigu, de douleurs vagues dans les mains, ces douleurs allaient en s'accentuant chaque jour davantage et bientôt produisaient un gonflement et une déformation persistante des doigts. Cet état de choses durait depuis un an et n'avait pas été modifié par des médications externes tels que bains et topiques calmants; sous l'influence de la teinture d'iode, le gonflement des mains et les douleurs disparurent à peu près complètement. La médication fut alors délaissée par la malade qui se sentait en voie de guérison. Au bout de trois ou quatre mois de repos, une nouvelle crise subaiguë était survenue, elle reprit plus assidûment le remède, les douleurs disparurent presque complètement.

Voici quel fut le mode d'administration de la teinture d'iode :

La teinture d'iode fut employée à l'exclusion de tout autre remède; la dose a été élevée de 8 à 10 gouttes, deux fois par jour, à 3 ou 6 grammes pendant le repas, en prenant pour excipient un peu d'eau sucrée, ou de préférence du vin d'Espagne qui masque mieux la saveur. Il n'y a jamais eu d'ivresse iodique ou d'amaigrissement appréciable, malgré la longue durée du traitement, les malades n'ont éprouvé aucun dégoût. Et on peut en conclure que l'influence exercée par la teinture d'iode ingérée à dose progressivement croissante et, en même temps que les aliments, n'a pas de caractère commun avec les intoxications momentanées que déterminent les injections considérables de teinture d'iode faites dans diverses cavités.

On sait que, surtout depuis les recherches de M. Mialhe, l'iodure de potassium a une tendance de plus en plus grande à se substituer à l'iode administré en nature, tel que le prescrivait Lugol. Mialhe, s'appuyant sur des faits purement chimiques et nullement sur des faits cliniques, avance que l'iode en nature était fort difficilement absorbé et en outre, qu'il déterminait une vive irritation de la muqueuse gastro-intestinale ; M. le professeur Lasègue, s'élève contre ces opinions, les bons effets de la teinture d'iode démontrent bien qu'elle s'absorbe; quant à son action spéciale et trop irritante sur la muqueuse digestive, elle ne se produit point lorsque le médicament est administré au moment des repas et à doses progressivement croissantes. Il faut, en un mot, prendre pour la teinture d'iode les mêmes précautions que pour les préparations ferrugineuses. Car si à l'état de vacuité, l'estomac le tolère difficilement, au contraire pendant le repas, l'exsudation que détermine la présence de l'iode est véritablement favorable, il active la digestion plutôt qu'il ne l'entrave. Voici quelles sont les opinions de M. G. de Mussy sur l'iode et ses composés ; il considère l'iode comme étant un modificateur tres-puissant de la nutrition et de l'action vasculaire, comme favorisant la résorption des produits organisés d'un vitalité inférieure, comme un résolutif puissant. Cependant il croit que, prescrit aux doses préconisées par Trousseau, il n'est pas facilement supporté; même quand la teinture est parfaitement pure et qu'elle n'a pas été acidifiée par l'influence de l'air et de la lumière, ce qui lui arrive bien souvent. Il donne la préférence à l'iodure de potassium qui est beaucoup plus facile à manier.

La teinture d'iode a été également employée par M. Nonat, suivant les préceptes indiqués par M. Lasègue; M. Nonat l'a employée en commençant par 10 gouttes données en deux fois, la moitié le matin, la moitié le soir, et cela au milieu du repas; dans trois cas il s'est parfaitement trouvé de l'administration de ce médicament ; les malades qui, depuis longtemps, étaient sujets à de graves lésions articulaires, les ont vues s'amender d'une façon très-notable ; nous ne savons si ses tentatives se sont depuis multipliées.

EMPLOI DU BROME ET DE SES COMPOSÉS DANS LE TRAITEMENT DU RHUMATISME NOUEUX.

C'est probablement M. Fournet qui, en 1836, à l'hôpital de la Pitié (service de M. Andral), eut le premier l'idée de se servir du brome comme modificateur dans le cours des arthrites chroniques.

Il exposa quelques années plus tard, dans le *Bulletin de thérapeutique*, le résultat de ses expériences. Il rapporte quatre observations dans lesquelles les résultats furent très-satisfaisants ; toutefois, au point de vue qui nous occupe, nous ne pouvons y puiser que quelques renseignements sans grande importance, car les malades traités par lui sont tous des hommes dans la force de l'âge; or, peut-être chez eux la maladie offre-t-elle moins de ténacité que chez les femmes ; de plus, il ne parle pas du nombre de ses tentatives, il se borne à citer quatre cas dans lesquels elles eurent un plein succès.

Nous ne croyons pas utile de résumer les nombreux détails dans lesquels il expose et les effets physiologiques du brome et le mode d'administration ; aujourd'hui le bromure de potassium est venu motiver l'usage du brome sans mélange et ses effets sont parfaitement connus.

Quoi qu'il en soit, voici les conclusions auxquelles s'était arrêté M. Fournet : la principale action thérapeutique du brome porte sur les phénomènes de sensibilité des articulations malades, mais elle peut aussi porter efficacement sur les phénomènes physiques, c'est-à-dire le gonflement, l'immobilité et la déformation : dans le premier de ces deux effets, elle fait cesser précisément le phénomène qu'il importe le plus de détruire, la douleur.

De nouvelles expériences sont venues depuis lors confirmer les résultats obtenus par Fournet, et le bromure de potassium a acquis dans la thérapeutique une place justement méritée par ses propriétés calmantes et antispasmodiques.

EMPLOI DE L'ARSENIC DANS LE TRAITEMENT DU RHUMATISME NOUEUX.

En présence d'une affection diathésique, à marche continue, il était bien naturel de songer à l'attaquer par un des plus puissants modificateurs de la nutrition, qui existe dans la matière médicale; l'arsenic devait donc être essayé et il l'a été. Il serait fort difficile de faire remonter à son véritable auteur, la première tentative de ce genre, toutefois si des essais isolés et sans suite ne constituent pas à proprement parler une découverte, nous pensons que c'est surtout M. Gueneau de Mussy qui a cherché à vulgariser l'emploi de l'arsenic dans le traitement des manifestations chroniques du rhumatisme et surtout dans le rhumatisme noueux ; il a trouvé dans M. Beau un partisan déclaré.

Déjà en Angleterre quelques tentatives avaient été faites dans ce sens ; ainsi, Tenkinson de Manchester, Bardsley et Kellie ont préconisé l'arsenic dans les affections rhumatismales (c'est ce que nous voyons dans l'article Arsenic du Dictionnaire de Merat et de Lens);

cependant on n'avait donné aucune suite à ces premiers essais, lorsque M. Gueneau de Mussy fit part à l'Académie de médecine des grands avantages qu'il retirait de l'emploi de ce médicament.

Nous exposerons d'abord les indications de l'arsenic dans le traitement du rhumatisme noueux, puis le mode d'emploi.

Les manifestations du rhumatisme noueux sont loin d'être toujours identiques, elles se présentent souvent avec des différences très-tranchées qui peuvent, toutefois, se résumer dans les deux termes suivants :

1° Le rhumatisme est essentiellement chronique, il a peut-être à ses débuts, présenté une phase d'acuité, mais elle a été légère et en tout cas, elle a complètement disparu depuis de longues années. la maladie existe à l'état de simple difformité, il n'existe que peu ou point de douleurs, l'excitabilité nerveuse est modérée ; en somme, cette forme est chronique dans toute l'acception du mot.

2° Le malade atteint des nodosités rhumatismales en souffre souvent, à tout propos surviennent de nouvelles poussées phlegmasiques, quelquefois même il s'est joint aux rétractions tendineuses et aux déformations, de véritables fongosités. En somme, il s'agit ici d'une maladie chronique avec poussées subaiguës.

La distinction entre ces deux formes serait, suivant M. G. de Mussy, d'une haute importance, au point de vue du traitement arsenical, toutefois, la différence se borne à ceci, il recommande dans la seconde forme d'employer l'arsenic à l'intérieur et quelques autres agents propres à modérer l'acuité des douleurs.

Mode d'emploi. — L'arsenic peut être utilisé de deux manières qu'il est convenable de réunir ou d'employer isolément, il peut être administré à l'intérieur ou à l'extérieur sous forme de bains; M. G. de Mussy fut conduit à employer les bains arsenicaux par les bons effets qu'obtiennent les rhumatisants de l'emploi des eaux minérales qui contiennent de l'arsenic.

Les bains arsenicaux peuvent être formulés de plusieurs manières :

1° Bain arsenical pur, composé de 1 à 8 gr. d'arséniate de soude;

2° Bain à la fois arsenical et carbonaté composé de 1 à 8 gr. d'arséniate de soude, joints à 100 ou 150 gr. de carbonate de soude.

Dans les deux cas est-il utile d'employer le bain d'arsenic pur? On en prescrira l'emploi chez les rhumatisants de la deuxième catégorie, c'est-à-dire chez ceux qui souffrent, qui ont des poussées aiguës, chez ceux dont les jointures sont sensibles, dont l'excitabilité nerveuse est très-développée. Car l'adjonction du sous-carbonate de soude rend souvent le bain très-excitant et éveille plus de réaction qu'il ne convient.

Au contraire, chez les rhumatisants de la première catégorie, chez ceux dont la déformation constitue presque à elle seule toute la maladie, chez ces individus à nutrition lente, à système nerveux apathique, l'excitation produite par l'adjonction du sous-carbonate de soude, au lieu d'être à redouter comme dans le premier cas, est, au contraire, tout à fait désirable. Bien plus, pour relever cette défaillance de la vitalité, il sera utile d'associer l'emploi des toniques; un des meilleurs agents de la médication tonique sera, dans cette circonstance, un mélange de 30 centigrammes d'extrait de quinquina et d'une quantité à peu près semblable d'iodure de potassium.

Dans quelles circonstances convient-il d'associer le traitement arsenical interne aux bains arsenicaux? Plusieurs médecins ont eu recours au traitement interne, exclusivement, et cela avec des succès divers, les uns s'en louent, d'autres, Garrod principalement, ne paraissent en avoir obtenu aucun bon résultat; de plus, l'emploi de l'arsenic à l'intérieur n'est pas toujours sans inconvénient; en somme, il est assez difficile de présenter les indications qui réclament le double emploi de l'arsenic à l'intérieur et à l'extérieur, nous pensons que chez les individus vigoureux, dont la maladie date depuis déjà un certain temps, il serait utile d'associer ces deux modes d'action; sauf à ne pas continuer au delà de quelques semaines l'usage interne de l'arsenic.

Mode d'administration des bains arsenicaux.—Nous avons indiqué quelle doit être la composition, voici quelques renseignements qui peuvent être utiles relativement à leur température, leur fréquence, leur durée. Les bains doivent être tièdes (de 33° à 36° centigrade), et cela pour plusieurs raisons; c'est que leur température est pour quelque chose dans l'excitation qu'ils doivent produire; de plus, le degré thermique n'est pas indifférent à l'absorption des principes médicamenteux, cette absorption est beaucoup plus active à une température élevée.

Leur durée peut varier dans d'assez larges limites, d'une demi-heure à une heure et demie, elle sera proportionnée au degré d'excitabilité du malade; on pourra commencer par des bains assez courts et en prolonger graduellement l'emploi.

Leur fréquence est assez variable : commencer par un bain tous les deux jours, s'ils sont bien supportés, on peut les rapprocher ; il serait quelquefois utile d'administrer coup sur coup quatre à cinq bains, puis d'attendre pendant quelques jours, afin de voir quel en est le résultat : si l'excitation est convenable, on pourra l'entretenir par des bains donnés tous les deux jours, mais si l'excitation était trop forte, il faudrait en supprimer l'emploi pour quelque temps ; on pourrait aussi calmer les douleurs par l'usage interne des préparations de belladone ou d'opium.

Effets immédiats. — D'ordinaire, en sortant de son bain, le malade se sent plus alerte et plus dispos, il lui semble que la raideur de ses jointures a diminué, que les muscles atrophiés ont repris une certaine énergie, il cherche volontiers à imprimer quelques mouvements aux articulations malades, mais souvent ce bien-être relatif est de courte durée, après quelques heures les jointures deviennent le siége de douleurs assez vives, de craquements, d'une sensation désagréable de chaleur, d'un prurit parfois très-pénible. Si ces phénomènes restent dans des limites bien modérées, elles sont l'effet naturel du bain et doivent être acceptés comme l'indice d'une excitation nécessaire ; mais s'ils dépassent certaines mesures, il convient de diminuer la quantité d'arsenic et de supprimer tout mélange avec du sous-carbonate de soude ; on pourra appliquer sur les jointures devenues douloureuses quelques topiques calmants, on a vu parfois se produire quelques éruptions, mais elles sont sans importance.

Lorsque les bains arsénicaux sont suivis de bons résultats, on observe après un nombre variable de bains. quelquefois de 15 à 30, une diminution dans le volume des nodosités, un peu de souplesse dans les jointures, un jeu plus étendu de la part des muscles. D'ailleurs il est quelques cas où cette médication a complètement échoué ; ces faits sont rares et très-habituellement les malades se trouvent améliorés, dans une proportion, il est vrai, fort variable.

Quoi qu'il en soit, lorsque de bons résultats sont obtenus, il faut bien se garder de les considérer comme étant définitivement acquis, la diathèse persiste et ses manifestations reparaîtront, si on abandonne la lutte. Il sera donc utile de continuer pendant un temps assez long l'usage des bains arsénicaux et des préparations arsénicales prises à l'intérieur.

Mode d'action. — Si les résultats cliniques sont assez nets et assez nombreux pour nous permettre d'affirmer que la médication arsénicale est souvent fort utile, nous sommes dans l'embarras lorsqu'il s'agit de suivre les voies par lesquelles agit l'arsenic pour atteindre ce but. Il est même difficile de démontrer l'absorption de l'arsenic par la peau. Reveil ayant entrepris des expériences dans le but d'étudier cette question d'absorption, n'a pu trouver de traces d'arsenic dans les urines, d'autres chimistes n'ont pas été plus heureux ; peut-être cependant la paume des mains, la plante des pieds et la muqueuse vaginale peuvent-elles permettre un certain degré d'absorption ; d'après Scoutteten, ce serait l'électricité du bain arsénical qui entrerait en jeu. En somme, il nous est impossible de préciser le mode d'action de l'arsenic, mais avant d'apprécier toute la valeur de ce médicament, il convient d'examiner la façon dont il s'est comporté entre les mains d'autres expérimentateurs.

Voici ce qu'en dit M le professeur Charcot : « j'ai expérimenté cette médication à la Salpêtrière et, comme Garrod, j'ai vu quelquefois l'arsenic produire une amélioration notable et d'autres fois échouer complètement. Mais M. Charcot fait une réserve au sujet des rhumatismes noueux qui se sont développés à un âge avancé ou bien dont l'évolution date déjà de plusieurs années; dans ces diverses circonstances, la maladie est invétérée et le traitement arsénical reste sans effet.

D'ailleurs, entre les mains du professeur Charcot comme chez les malades de M. G. de Mussy, il s'est souvent produit durant le premier jour une excitation assez pénible se traduisant par le réveil de douleurs non-seulement dans les jointures qui en étaient habituellement atteintes, mais encore dans des articulations qui, jusque là avaient été respectées ; quelquefois même il se produit en ces points une rougeur et un gonflement qui obligent à suspendre momentanément le traitement, mais, en général, M. Charcot a vu la tolérance s'établir promptement et il a pu alors augmenter progressivement la dose.

De plus, contrairement à l'opinion de M. G. de Mussy, M. le professeur Charcot juge très-utile l'administration de l'arsenic à l'intérieur sous forme de liqueur de Fowler, à la dose de 5 à 6 gouttes et suivant la méthode anglaise, c'est-à-dire peu de temps après le repas. Il a expérimenté les bains arsénicaux à l'hôpital de Lariboisière. M. le pharmacien Ducom a analysé l'urine des sujets soumis à la médication arsénicale soit à l'intérieur, soit à l'extérieur; dans le premier cas, on a constaté la présence de l'arsenic dans les urines après un court espace de temps; dans le second cas, les résultats ont été complètement négatifs. Il paraît donc assez probable que ces deux méthodes n'agissent pas de la même manière sur l'organisme, même en admettant qu'elles soient également efficaces pour combattre la maladie, ce dont M. Charcot est disposé à douter.

Telles sont les opinions émises au sujet de l'emploi de l'arsenic dans le traitement des manifestations diverses de rhumatisme noueux. Pouvons-nous d'après ces faits nous créer une conviction?

Il nous semble que oui, car nous ferons d'abord remarquer que tout le monde s'accorde à reconnaître une efficacité incontestable dans certains cas; n'est-ce pas déjà un résultat précieux quand il s'applique à une madie aussi rebelle; d'un autre côté, il resterait à connaître dans quelles limites ce résultat est obtenu, car si l'on se montre trop exigeant et qu'on ne veuille accepter comme résultat favorable qu'une guérison complète, on conçoit sans peine que la liste des succès sera bien courte; d'une autre part, peut-être par une disposition si habituelle aux personnes qui préconisent soit un système, soit une médication, la moindre amélioration est immédiatement acceptée comme un résultat considérable; en somme, c'est une exagération en sens inverse. Il va de soi qu'il faudrait, pour être juste, se prémunir également contre ces deux tendances opposées, chose plus difficile qu'on ne l'imagine.

En somme cependant, nous croyons qu'on pourrait resumer les indications de la médication arsénicale ainsi :

1° La médication arsénicale (liqueur de Fowler à la dose

de 2 à 6 gouttes), et les bains arsénico-alcalins, seront utiles chez les personnes atteintes de rhumatisme noueux, lorsque les douleurs se seront en partie calmées, et que la maladie entre dans une phase franchement chronique, pendant laquelle vont s'effectuer à petit bruit, mais sans interruption, des difformités plus tard irrémédiables.

2° La médication arsénicale ne devra pas être tentée chez les gens d'un âge avancé, dont les lésions remontent déjà à plusieurs années, elle aurait peu de chances de succès : M. le professeur Charcot croit même qu'elle pourrait être nuisible, en réveillant des douleurs assoupies et en redonnant une phase d'activité à des lésions depuis longtemps à peu près éteintes.

3° Il nous paraît utile d'associer les bains arsénicaux au traitement interne, car il est probable que l'emploi isolé de l'une ou de l'autre de ces médications n'a pas toute l'efficacité que l'on peut attendre de leur combinaison ; toutefois chez les personnes qui supportent difficilement la liqueur de Fowler ou de Pearson et qui, sous leur influence, sont atteintes de diarrhée ou autres désordres gastro-intestinaux, on pourrait recourir à l'emploi exclusif des bains arsénicaux, car, bien que l'examen de l'urine ne décèle pas après leur usage, la présence de l'arsenic, il est incontestable que même employé isolément, ils donnent d'excellents résultats.

4° Nous verrons plus loin, dans quelle mesure il convient d'associer le traitement arsénical aux autres médications.

TRAITEMENT DU RHUMATISME NOUEUX PAR LES ALCALINS.

La médication alcaline rend de très-grands services dans le traitement du rhumatisme ordinaire ; son efficacité est-elle aussi certaine, contre la manifestation du rhumatisme noueux ? Garrod ne le pense pas ; sans exposer en détail les résultats de ses expériences à cet égard, il se borne à dire que la médication alcaline très-utile dans le rhumatisme peut, au contraire devenir très-préjudiciable lorsqu'il s'agit de l'arthrite rhumatoïde (c'est le nom sous lequel cet auteur désigne le rhumatisme noueux) (1).

M. le professeur Charcot n'est nullement de cet avis ; s'appuyant sur de nombreuses observations cliniques, il pense que l'emploi des alcalins à haute dose ne doit pas être limité à la forme aiguë du rhumatisme articulaire. Chez des gens atteints de rhumatismes noueux, il a journellement et pendant plusieurs semaines administré de 25 à 30 grammes de bicarbonate de soude, il empléyait ce médicament au moment des exacerbations qui s'annonçaient pas un léger mouvement fébrile, ou par une recrudescence dans la sensibilité des jointures, et cela aussi bien dans les cas encore récents que dans les formes chroniques généralisées. Non-seulement, le bicarbonate de soude n'a entraîné aucun inconvénient tel que, anémie, faiblesse, tendance aux hémorrhagies, mais encore il a été souvent suivi des meilleurs effets.

(1) Traité de la goutte, par Garrod.

DES BAINS, DOUCHES ET EAUX MINÉRALES.

Les bains pris sous diverses formes peuvent être d'un grand secours dans le traitement du rhumatisme noueux, mais à la condition de proportionner leur force et leur qualité à l'état des malades auxquels on les administre. Les bains auxquels on aura le plus souvent recours, ce sont les bains sulfureux soit naturels, soit artificiels ; les bains conviennent surtout aux malades strumeux, lymphatiques, dont la nutrition s'effectue avec lenteur et imperfection et dont le système nerveux a besoin de stimulation. Ils excitent toutes les fonctions et peuvent ainsi faire perdre à la maladie ses allures chroniques qui permettent aux lésions de se perpétuer et de s'aggraver d'une façon graduelle ; en leur donnant une marche plus active, elles facilitent leur guérison. Mais on conçoit combien il est nettement contre-indiqué d'employer ces bains chez des gens dont les douleurs articulaires ne sont qu'assoupies, ou même qui souffrent encore ; chez des personnes à tempérament nerveux très-excitable ; ici au lieu d'une excitation, il faut s'efforcer de calmer l'état trop aigu de la maladie, il faut avoir recours aux sédatifs; imprudemment employés dans ces circonstances, les bains thermo-sulfureux ne peuvent qu'aggraver la situation du malade. Les bains sulfureux artificiels seront d'abord faiblement minéralisés (40 grammes de polysulfure de sodium par bain), ces doses modérées ont non-seulement l'avantage de se rapprocher chimiquement de la composition des eaux minérales naturelles, mais encore elles permettent de tâter le terrain en quelque sorte, de voir comment le malade se comportera sous leur influence et on sera moins exposé à dépasser le but et à développer une réaction plus intense qu'il ne convient.

Les douches de vapeur dirigées contre les articulations malades se prêtent aux mêmes considérations, elles offrent les mêmes avantages et sont sujettes aux mêmes inconvénients ; peut-être même leur activité est-elle supérieure ; aussi nous ne songerions à leur emploi que dans les formes absolument chroniques et remarquables à la fois par l'absence des douleurs et par une torpeur et un alanguissement de toute la nutrition.

Il est des eaux thermales, administrées sous forme de boues, qui paraissent devoir rendre d'assez grands services, elles sont encore assez peu usitées, mais dans les régions où elles se trouvent, elles jouissent parmi les populations voisines d'une réputation trop générale pour qu'elle ne soit pas méritée.

Les eaux minérales les plus usitées sont celles de Lamalou, Plombières ; Royat, la Bourboule ; ce sont des eaux salines arsénicales, la Bourboule est celle qui présente le degré de minéralisation le plus élevé ; depuis fort longtemps on a constaté leurs bons effets dans le traitement des manifestations chroniques du rhumatisme, c'est là ce qui a engagé M. G. de Mussy à employer les bains arsénicaux.

D'autres auteurs guidés par leurs opinions sur la nature du rhumatisme noueux ont été conduits à donner la préférence à certaines eaux ; ainsi, Garrod qui considère cette maladie comme l'expression d'un appauvrissement de l'organisme, s'élève fortement contre les eaux alcalines de Vichy et de Carlsbad, il considère leur influence débilitante comme nuisible et capable d'aggraver les manifestations du rhumatisme. Il pense, au contraire, que les eaux minérales les plus utiles sont celles qui peuvent donner du ton et de la vigueur à l'organisme, surtout les eaux ferrugineuses de Schwalbach, de Spa, de Tumbridge ; les bains de mer peuvent aussi être très-efficaces.

BAINS DE VAPEUR TÉRÉBENTHINÉS, EMPLOYÉS PAR CHEVANDIER (DE LA DROME).

M. le Dr Chevandier a imaginé un mode spécial d'administration des bains de vapeur; à l'influence favorable exercée par la vapeur, il a joint les imprégnations des gaz provenant de la distillation des copeaux de sapin.

Voici comment il procède : il se sert d'un petit fourneau très-portatif, composé de deux compartiments superposés ; dans le compartiment inférieur, il place une ou plusieurs lampes à alcool, dans le compartiment supérieur qui se trouve séparé du premier par une plaque de tôle, il place un certain nombre de copeaux de sapin, bien chargés de produits résineux ; ces copeaux sont restés pendant vingt-quatre ou quarante-huit heures plongés dans l'eau, ils en sont imprégnés et se sont notablement gonflés sous l'influence de leur immersion.

Le malade est assis sur une chaise assez haute, au-dessous de laquelle on a placé le fourneau dont nous venons de parler ; une large couverture de laine enveloppe complètement le patient. On allume la lampe à l'alcool, peu à peu l'échauffement de la plaque détermine la volatilisation du liquide qui imprègne les copeaux ; ce liquide en s'évaporant entraîne avec lui les produits résineux, aussi la vapeur offre-t-elle une forte odeur résineuse. La couverture qui entoure le malade concentre sur lui toute la vapeur des copeaux de sapin ; il éprouve bientôt une chaleur agréable, accompagnée d'une sudation abondante : si on ne veut pas s'en rapporter à ses sensations, on peut placer un thermomètre qui indiquera le moment où il convient de s'arrêter et d'éteindre la lampe à l'alcool.

Lorsque le malade est couvert de sueur, on l'enveloppe dans sa couverture et on le porte dans son lit ; il est d'ailleurs convenable que le bain de vapeur soit administré à côté du lit, afin d'éviter les refroidissements. — La durée du bain ne dépasse guère un quart d'heure. Leur nombre sera proportionné aux résultats obtenus ; très-souvent quelques heures après l'administration du bain de vapeur, le malade éprouve un sentiment de bien-être, ses articulations endolories ont repris une certaine souplesse.

Le lendemain, les bons résultats sont un peu effacés, il existe un sentiment de faiblesse en rapport avec les sueurs abondantes ; si ce sentiment est très-prononcé, il faut accorder un sursis et n'administrer le deuxième bain que quarante-huit heures après le premier, mais dans le cas où le malade ne se sentirait pas fatigué, on peut et il est même utile de donner un bain chaque jour.

Indications et contre-indications des bains térébenthinés.—Nous ne savons si l'adjonction des gaz résineux à la vapeur d'eau entre pour beaucoup dans les bons résultats obtenus, il est possible que ces bains agissent simplement comme les bains de vapeur ordinaires, il faudrait d'ailleurs pour élucider cette question faire une étude comparative assez difficile. D'après M. Chevandier, qu'ils soient ou non absorbés, les produits résineux transportés par la vapeur, imprégnent la peau et l'excitent d'une façon très-favorable.

Ces bains ne sauraient être employés chez les personnes atteintes de lésions cardiaques, car la haute température dans laquelle se trouve placé le malade pourrait entraîner des palpitations et des accès de suffocation. Ils nous semblent surtout très-utiles chez les gens atteints de déformations articulaires anciennes ayant perdu, depuis longtemps, tout phénomène d'acuité ; chez les gens dont les jointures déformées sont peu douloureuses ou ne le sont pas du tout, mais chez lesquels la raideur articulaire et les déformations, au lieu de s'arrêter, font d'incessants progrès : chez les personnes dont la peau sèche, épaisse, ne remplit que difficilement ses fonctions.

Ces bains de vapeur térébenthinés seront très-propres à exciter la peau, à rappeler son activité, à favoriser à sa surface l'élimination d'un certain nombre de sels dont l'accumulation joue probablement un grand rôle dans la pathogénie du rhumatisme noueux.

D'ailleurs, il ne faut pas croire que ces bains térébenthinés soient une découverte moderne, Cook raconte dans ses voyages qu'il en avait trouvé l'usage établi chez les peuplades sauvages et que les hommes de son équipage les avaient essayés avec succès. Nous pensons qu'on peut, en effet, les employer avec avantage, à la condition de ne pas chercher à dépasser les indications qu'ils présentent et surtout de ne pas les employer chez les gens prédisposés aux congestions viscérales ; ils rendront surtout des services dans les cas de rhumatisme atonique et franchement chronique.

TRAITEMENT LOCAL.

Les médications que nous venons d'exposer sont surtout dirigées contre cette fâcheuse tendance de l'organisme dont le rhumatisme noueux est l'expression : malgré l'importance capitale de ce traitement général, ce serait une erreur de lui confier en entier le soin de la guérison, il se trouvera très-favorablement aidé par des applications directes sur les points malades.

Le traitement local ne saurait avoir qu'une influence fort douteuse sur les lésions anciennes du rhumatisme noueux ; après un laps de temps impossible à fixer, vu les allures fort variables de cette maladie, les déformations deviennent définitives. Nous verrons plus loin si le traitement chirurgical ne peut combattre avantageusement, un certain nombre de ces difformités. Quoi qu'il en soit, le traitement médical ne saurait s'adresser qu'à des phases moins avancées.

Voici en qui il consiste : Garrod fait remarquer que le rhumatisme noueux est, en somme, une véritable inflammation ; il doit donc être traité par une application de sangsues, du moins dans certains cas où la physionomie du malade exprime la pléthore, ou tout au moins une constitution vigoureuse.

Nous nous permettrons de faire remarquer que, dans une autre partie de son ouvrage, Garrod considère le rhumatisme noueux comme une expression de faiblesse ; l'indication des antiphlogistiques ne devra donc se présenter que rarement.

Quelle que soit la constitution des malades, dès que les articulations deviennent douloureuses, il est indispensable de les condamner au repos, car les mouvements exaspèrent les douleurs et déterminent vers la jointure un appel fluxionnaire des plus fâcheux. Plus tard, lorsque la phase d'acuité est calmée, il devient utile d'employer le mouvement ou les massages ; par le mouvement on pré-prévient l'ankylose, on détruit les commencements d'adhérence, on réveille l'activité musculaire et on arrête les progrès de leur atrophie ; par les massages, on rend aux tissus péri-articulaires une partie de leur souplesse, on diminue la sensibilité de la région et peut-être même prévient-on dans une certaine mesure ces douleurs réflexes si pénibles qui jouent un si grand rôle dans la rétraction des muscles et dans la production des déformations.

Il est plusieurs applications topiques dont les bons effets ordinaires dans le traitement des arthrites simples peuvent également se produire dans celui du rhumatisme noueux : ce sont les badigeonnages à la teinture d'iode, à l'huile de croton, les vésicatoires volants, les emplâtres de diverses substances : tels que ammoniaque, ou ammoniaque et mercure, ou encore, si la peau est très-irritable, ou bien si elle a été rendue sensible par des applications multiples, le simple emplâtre de savon : on a encore eu l'idée de diriger contre les articulations malades des bains et des douches.

Mais, parmi tous les moyens locaux, il en est deux dont la réputation est trop grande, pour que nous nous bornions à un simple énoncé ; nous croyons devoir les exposer avec quelques détails ; ces moyens sont les bains de sable chaud et les courants continus.

Bains de sable chaud. — Trousseau considère l'emploi des bains locaux de sable chaud comme devant offvant offrir une précieuse ressource dans le traitement du rhumatisme noueux; il agirait à la fois comme calmant et comme résolutif, et voici quelles sont les règles qu'il convient de suivre dans son application: on peut plonger les parties malades dans un récipient qui contient du sable chaud, ou bien laisser tomber le sable sur les parties affectées, il ne donne pas la préférence à l'une ou à l'autre de ces méthodes; toutefois il insiste sur la haute température qu'il faut donner au sable, elle doit atteindre 60 à 70 degrés centigrades. On conçoit qu'au début ce moyen soit assez difficilement supporté, les malades se plaignent, en effet, d'une sensation de brûlure très-pénible, ils sont d'ailleurs plus ou moins tolérants et à l'aide d'un thermomètre, on pourra, dès la première tentative, fixer le degré qu'il ne faut pas dépasser. Cependant la tolérance s'établit assez facilement. — Les bains ou les douches doivent être employés deux ou trois fois par jour, et chaque fois, pendant une durée d'une à deux heures; pendant toute la durée de son application, le sable doit être maintenu à la même température; on y arrive assez facilement, parce que le sable se refroidit lentement et de plus, par la facilité avec laquelle on peut le renouveler. » En se conformant à ces préceptes, dit Trousseau, les malades éprouvent bientôt un soulagement notable, il est facile de constater une diminution rapide dans les engorgements articulaires.

Contrairement à la plupart des innovations thérapeutiques du Grand Maître, l'emploi des bains de sable chaud ne semble pas avoir obtenu de grands succès, il n'est guère passé dans la pratique. Est-ce à raison de son peu d'efficacité dans bon nombre de cas, est-ce par la répugnance des malades qui redoutent la sensation de brûlure, ou par l'embarras du médecin qui redoute également d'élever la température au point de déterminer de véritables brûlures, ou de rester en deça de la chaleur à laquelle il faut arriver pour obtenir des résultats. Il est probable que ces diverses influences réunies ont contribué à faire tomber dans un certain oubli l'usage des bains et douches de sable chaud.

Traitement du rhumatisme noueux par les courants continus. — Depuis fort longtemps on a songé à appliquer l'électricité au traitement des manifestations chroniques du rhumatisme; les tentatives les plus sérieuses faites dans ce sens appartiennent à Moritz Mayer (1), à Remak (2), et enfin à M. Chéron (3).

Plusieurs cas doivent être distingués. On est consulté par un malade chez lequel les déformations articulaires ne se sont pas encore produites, mais qui est atteint de contractures musculaires douloureuses. Ici, l'efficacité des courants continus serait très-accentuée. M. Charcot considère les douleurs et les spasmes musculaires comme des actions réflexes dont le point de départ se trouve dans la jointure malade; c'est donc à la douleur articulaire qu'il faut d'abord s'adresser. Pour cela on appliquera les courants continus sur les articulations malades de façon à ce que le courant les traverse,

(1) Traité d'électricité médicale, 1854.

(2) De l'application du courant galvanique au traitement des maladies nerveuses et musculaires, 1860, traduit par Morpain.

(3) Traitement du rhumatisme articulaire chronique par les courants continus, dans Journal des connaissances médico-chirurgicales, 1860.

les applications ne doivent guère durer que cinq à six minutes, on les répétera à intervalles assez courts et l'amélioration se fera très-rapidement sentir.

On ne saurait expliquer d'une façon certaine la manière dont ces courants procèdent pour calmer les douleurs. Ce qui est certain, c'est que leur influence s'exerce surtout sur la circulation, elle active le mouvement circulatoire dans les capillaires ; ce réveil ou ce surcroît d'énergie est probablement le motif de la modification heureuse que l'on constate assez rapidement.

De plus, les courants constants ne se bornent pas à cette modification locale, ils impriment très-fréquemment des changements favorables dans la santé générale. Il est très-habituel d'observer, chez les gens atteints de rhumatisme noueux, d'autres manifestations variées de la diathèse qui frappe leurs jointures; ainsi, chez les uns, ce sont des dyspepsies plus ou moins pénibles, chez d'autres des migraines, des névralgies diverses, or, chez la plupart de ces malades on a vu l'application des courants constants faite dans une région déterminée, entraîner une réaction salutaire dans l'organisme tout entier. Ces effets éloignés seraient d'une interprétation assez difficile si les expériences de Matteuci n'avaient démontré que le corps d'un animal sur lequel un courant continu est fermé, présente en tous ses points des courants dérivés, c'est grâce à cette propriété d'expansion que les courants constants exercent sur la nutrition les plus heureuses influences, que l'on a vu le rétablissement des fonctions digestives, le retour des forces, la cessation des névralgies, des migraines, le retour de l'embonpoint et même chez quelques malades la disparition d'un œdème cachectique et d'une albuminurie qui inspirait des inquiétudes. Mais ce sera rarement au début de l'affection que le médecin sera consulté; très-souvent il existe déjà une déformation osseuse, des nodosités, des subluxations, toutes, lésions à peu près irrémédiables. Il n'est cependant pas à dire pour cela que, même en ces circonstances, les courants constants ne puissent rendre des services; car outre les déformations osseuses, il existe encore soit des contractions spasmodiques dans les muscles, soit des épaisissements fibreux, soit même de l'œdème, toutes lésions contre lesquelles les courants constants ont quelque prise. Cependant, il serait même utile de chercher à les attaquer par les courants continus alors même que les jointures sont encore douloureuses, dans ces cas, l'indication capitale est de s'adresser d'abord à la douleur; or, si les courants ne peuvent rendre aux muscles rétractés leur longueur primitive, ils peuvent faire cesser la contracture, et, comme elle entre pour une large part dans la déformation, l'application de ces courants pourra être fort utile.

Les déplacements articulaires reconnaissent également des causes diverses, parmi elles, certaines se trouvent absolument au-dessus des ressources de l'art, ce sont les ankyloses osseuses, mais lorsqu'il n'existe encore que du tissu fibreux et lorsque la raideur de la jointure tient surtout à la présence de sels calcaires dans la gaîne fibreuse, ou à l'épaississement du tissu fibreux péri-articulaire, dans ces circonstances les courants continus peuvent rendre des services; dans ce cas on pourra se servir d'un appareil de Remak composé de 20-30 éléments, le pôle positif étant appliqué sur l'articulation du poignet, tandis que le pôle négatif est promené sur la face dorsale du métacarpe.

TRAITEMENT CHIRURGICAL DE CERTAINES MANIFESTATIONS DU RHUMATISME NOUEUX.

Il peut, de premier abord, sembler assez étrange, de voir proncer le mot de traitement chirurgical, à propos de manifestations rhumatismales ; aussi allons-nous entrer dans quelques détails pour justifier la proposition que nous venons d'émettre.

On a remarqué de tout temps que le rhumatisme noueux, au lieu de localiser son action sur les extrémités osseuses, les cartilages, les synoviales et même les ligaments articulaires, pouvait encore étendre ses effets aux tendons des muscles du voisinage, aux aponévroses et même au tissu cellulaire sous-cutané ; mais un point dont la connaissance n'est pas de date aussi ancienne, c'est que parfois le rhumatisme noueux localise son action précisément dans les tendons et les aponévroses péri-ariculaires, respectant les extrémités osseuses et les éléments de la jointure, de telle sorte que les déformations sont exclusivement le résultat de l'épaississement et de la rétraction des tissus fibreux péri-articulaires.

Nulle part on n'observe cette disposition d'une façon aussi nette que dans les régions palmaire et plantaire. Dupuytren (1) fut un des premiers à reconnaître que certaines flexions et déformations des doigts se rattachaient non pas seulement à des rétractions tendineuses, mais à la présence de prolongements fibreux, très-durs et

(1) Leçons orales de clinique chirurgicale, 1839, t. IV.

très-résistants qui, partant des languettes terminales de l'aponévrose palmaire se rendaient sur les côtés des doigts, et il en conclut que certaines flexions des doigts étaient dues à la rétraction de l'aponévrose palmaire. Bientôt on reconnut que la description de Dupuytren n'était pas complète, et que plusieurs cas y échappaient; c'est ce que démontra Goyrand (d'Aix) (1). D'après cet auteur, la déformation permanente des doigts tient à des brides fibreuses de formation nouvelle qui, partant d'un point quelconque de la gaîne fibreuse des tendons fléchisseurs, se portent aux phalanges voisines, ou encore à des brides se dirigeant d'une phalange vers l'autre. Enfin, dans le tome II, de sa *Chirurgie pratique*, Gerdy achève la description anatomique de cette singulière affection, en démontrant que, outre les tendons, les gaînes fibreuses, l'aponévrose et ses divers prolongements, l'épaississement et la rétraction portent encore sur le tissu cellulaire sous-cutané et sur le derme.

Mais cette étude, fort complète au point de vue anatomique et sous le rapport des opérations qu'elle peut nécessiter, laissait plusieurs *desiderata* quant à l'étiologie. En effet, Gerdy ne prononce pas le mot de rhumatisme, il croit que les causes de ces altérations doivent être divisées en deux catégories; dans la première se placeraient toutes les irritations mécaniques, aussi l'observerait-on surtout chez les terrassiers, les laboureurs, les forgerons, et cela sous la pression réitérée des contacts irritants; on l'observerait aussi chez les gens qui manient des substances irritantes; Alibert l'a décrite dans sa Monographie des Dermatoses, sous le nom d'érythème

(1) Mémoires de l'Académie royale de médecine, t. III.

paratrime. Dans la deuxième catégorie, la rétraction et l'épaississement du tissu fibreux se rattacheraient à une phegmasie de voisinage; aussi on l'observerait à la suite de panaris, de phlegmons de la main ou de l'avant-bras. Nul doute que de semblables causes ne puissent déterminer des rétractions fibreuses avec toutes leurs conséquences, mais ces lésions se séparent complètement par leur étiologie de celle que nous voulons actuellement décrire et qui est exclusivement placée sous la dépendance du rhumatisme, ce serait là une variété ou une dépendance des lésions décrites par Froriep, sous le nom de *nodosités rhumatismales*.

Or, au point de vue du traitement chirurgical, il convient d'établir immédiatement une distinction importante entre les faits. Dans un grand nombre de cas, les lésions fibreuses coexistent avec des altérations osseuses de diverse nature, gonflement épiphysaire, nodosités, stalactites et végétations osseuses; dans ce cas, le traitement chirurgical est absolument contre-indiqué, car peu importe de remédier aux déformations fibreuses, si le tissu osseux est altéré au point de donner à la région une attitude irrémédiable.

Mais il est d'autres cas dans lesquels le rhumatisme est purement fibreux, il est localisé dans les aponévroses, les tendons, le tissu cellulaire, toutes ces diverses parties sont épaissies, rétractées, elles ont déterminé la flexion des phalanges les unes sur les autres, quelquefois, mais bien plus rarement, elles ont même entraîné des luxations. Ces lésions se rencontrent surtout à la main, ou du moins c'est là qu'elles attirent plus spécialement l'attention, car aux pieds elles permettent les mouvements ou ne les gênent que fort modérément; elles ont une prédilection marquée pour les trois derniers doigts et surtout pour le petit doigt, il est tout à fait exceptionnel que le pouce soit pris. Voici sous quel aspect se présentent les doigts déformés : la première phalange est fléchie sur le métacarpien, la deuxième phalange sur la première, mais la troisième ne participe pas à ce mouvement de flexion ; elle reste étendue. La peau est épaissie au devant des phalanges, elle a perdu sa mobilité ; le tissu cellulaire sous-jacent est plus dense, et on voit se dessiner, surtout lorsqu'on cherche à redresser les doigts, des cordes fibreuses qui soulèvent fortement les téguments, ces cordes sont les unes, les tendons rétractés ; les autres, moins développées, sont des brides fibreuses de formation nouvelle.

Quoi qu'il en soit, ces diverses circonstances réclament l'intervention chirurgicale ; nous avons vu, à la Pitié (service de M. Labbé), qu'on pouvait remédier à la difformité et à l'impuissance fonctionnelle engendrées par ces brides et rétractions fibreuses, au moyen de sections sous-cutanées habilement conduites.

L'incision à la peau doit être faite à une certaine distance des parties rétractées : par cette incision, on dirige un bistouri, à lame très-troite; dans le cas où le tissu cellulaire n'est pas induré, on pourra se servir d'un bistouri boutonné. Quoi qu'il en soit, on cherche à redresser le doigt fléchi, de façon à mettre dans le plus grand relief possible les parties rétractées; lorsque la partie tranchante du bistouri est arrivée à leur niveau, on le retourne et on sectionne le tendon. Faut-il ajouter qu'une connaissance parfaite de l'anatomie de la région est indispensable à l'exécution d'une semblable opération ? Les parties rétractées ayant été divisées, les doigts sont placés dans une position convenable et maintenus ainsi pendant quelques jours, grâce à une petite attelle et à quelques tours de bandes ; entre les deux bouts du tendon divisé, s'organise un tissu nouveau, semblable à celui qui se produit après la section du tendon d'Achille; pendant plusieurs mois il faut s'opposer à la rétraction.

INDICATIONS THÉRAPEUTIQUES ET CONCLUSIONS.

Nous venons d'exposer les diverses médications qui ont été mises en usage contre le rhumatisme noueux ; c'est actuellement que commencent les difficultés de notre travail, car il faut que nous fassions notre choix parmi ces moyens multiples, il faut que nous recherchions les indications qui peuvent réclamer l'emploi de l'une de préférence aux autres ; il faut que nous examinions s'il n'est point utile de les associer dans certaines mesures.

Chaque fois qu'un médecin a préconisé une médication, c'est qu'elle lui avait donné de bons résultats ; ces tentatives n'ont assurément pas rempli leurs promesses, car nous ne trouvons au sujet d'aucune médication cet accord unanime qui est la preuve de son efficacité, il est donc fort probable que la diversité des résultats tient aux différences que présentaient les malades. Nous pourrions résumer notre pensée en disant qu'il n'existe point de médicament spécifique contre le rhumatisme noueux, mais que plusieurs de ses symptômes sont susceptibles d'être améliorés de la façon la plus avantageuse par certaines médications.

Cela étant, nous devons admettre au moins deux périodes dans l'évolution du rhumatisme.

Une première phase d'acuité. Une seconde, d'état

chronique; cette dernière peut par moments reprendre l'activité de la première période; ces poussées aiguës ne sont même point fort rares.

Première période. — Le rhumatisme noueux peut succéder à une attaque franche de rhumatisme articulaire, ou bien il peut débuter par les petites jointures sans être précédé de douleurs très-vives; il est rare toutefois que ses premières atteintes ne soient point accompagnées de symptômes pénibles, ainsi les premières indications thérapeutiques auront-elles trait à des phénomènes aigus. Il conviendra de les combattre par deux ordres de moyens, les uns locaux, les autres généraux. Les moyens généraux seront dirigés d'après l'état du malade. Très-souvent les personnes atteintes de rhumatisme noueux sont affaiblies par la misère, le travail ou bien même leur constitution a eu à souffrir de l'action prolongée du froid humide ; la première indication consiste à modifier les fâcheuses influences qui ont présidé au développement de la maladie; non-seulement le malade quittera son habitation pour s'établir dans un lieu sec, aéré, bien exposé aux rayons du soleil, mais on cherchera à réparer l'affaiblissement de son organisme et qui a très-probablement constitué les condition nécessaires au développement de la maladie. Ainsi, contrairement à la goutte qui est une diathèse de richesse, le rhumatisme noueux est une conséquence de l'appauvrissement de l'organisme; cette donnée théorique fournit de bonnes indications thérapeutiques; nous administrerons donc un régime tonique et nous conseillons de surveiller d'une façon toute spéciale les fonctions de l'estomac ; si, comme cela arrive assez fréquemment, cet organe était délicat, s'il existait une dyspepsie, on pourrait réveiller son activité par quelques excitants ; c'est dans ce cas que nous prescririons volontiers quelques gouttes de teinture d'iode administrées pendant le repas dans un peu de vin d'Espagne, car nous obtiendrons ainsi un double résultat, l'iode excitera par sa présence l'action de la muqueuse stomacale, il augmentera la sécrétion du suc gastrique, réveillera la contractilité du plan musculaire de l'estomac, de plus, étant absorbé, il ira, suivant un mécanisme qui nous est inconnu, modifier les caractères de la nutrition et entraver la marche du processus pathologique qui constitue le rhumatisme noueux.

De plus, on sait que le rhumatisme noueux a souvent coïncidé avec des troubles de la menstruation ; or, l'efficacité de la teinture d'iode contre les désordres menstruels est assez généralement acceptée, son administration dans ce cas remplirait donc une nouvelle indication.

Il se peut que le rhumatisme noueux survienne chez un individu qui avait présenté antérieurement, ou qui est même actuellement atteint de douleurs rhumatismales aiguës dans d'autres jointures ; faudrait-il dans ce cas suivre l'exemple de Garrod qui considère les alcalins comme nuisibles ; nous préférons nous rapporter aux expériences de M. Charcot qui administre le bicarbonate de soude à la dose de 25 à 30 grammes chaque soir au début du rhumatisme noueux, soit au moment des poussées ou recrudescences pendant lesquelles l'état aigu reparaît. Nous hésiterions, il est vrai, à administrer les alcalins, même dans les circonstances que nous venons d'indiquer, chez une personne faible, anémiée, de peu de résistance ; ici les toniques trouveront surtout un terrain convenable, mais nous réserverons les alcalins pour les gens vigoureux dont la vie a été assez large, ou du moins qui n'ont point eu à souffrir de privations, de travaux exagérés et malsains.

On a conseillé également pendant la première période d'acuité l'usage du sulfate de quinine, son indication sera fournie par l'existence de la fièvre, il en est de même de la cinchonine. Garrod les conseille dans les cas où il existe une faiblesse bien marquée des systèmes nerveux et vasculaires.

En résumé, dans la période d'acuité du rhumatisme noueux, où au moment de ses exacerbations le traitement général consistera : 1° chez une personne faible, en teinture d'iode et régime tonique ; 2° chez une personne vigoureuse, nous recommandons les alcalins et la teinture d'iode. Dans les deux cas, s'il existait de la fièvre un peu forte, on emploierait avec prudence un peu de sulfate de quinine (de 30 à 60 centigrammes).

Traitement local. — Après avoir obéi aux indications générales, nous n'avons rempli que la moitié de nos obligations ; les douleurs vives, les spasmes musculaires, en un mot les phénomènes pénibles et les altérations anatomiques dont les petites jointures sont le siége nous réclament à leur tour à la fois pour calmer leur souffrance et pour arrêter dans son évolution le processus pathologique.

Nous pouvons remplir ces nouvelles indications de plusieurs manières et il ne faudrait en ignorer aucun, car malheureusement leur efficacité n'est point constante et de nombreux insuccès exigent que les tentatives soient variées et multipliées.

Les sangsues ont été parfois appliquées au niveau des jointures malades ; on n'est pas, il est vrai, parfaitement d'accord sur l'opportunité de leur emploi ; elles sont peut-être moins utiles ici que dans une attaque bien franche de rhumatisme articulaire, ce n'est pas une raison pour les proscrire ; au début, le rhumatisme noueux a toutes les allures d'une véritable arthrite aiguë, de telle sorte que, chez une personne forte et paraissant avoir une vigoureuse constitution, il peut être utile d'appliquer quelques sangsues sur les jointures rouges, chaudes, gonflées et douloureuses ; elles ont donné quelques bons résultats aux médecins anglais.

Il est dans bien des cas inutile ou même inopportun de songer à leur emploi ; chez une personne âgée, un peu faible, dont les jointures bien que douloureuses n'offrent, je suppose, que des phénomènes inflammatoires assez peu accusés, sans élévation bien notable de la température locale, sans rougeur vive, on s'en tiendra aux émollients, on emploiera des baumes de nature diverse, le baume de Fioraventi, le baume opodeldoch, le baume tranquille ou même des simples cataplasmes de farine de lin ; quelques personnes se bornent à envelopper la région douloureuse dans de la ouate. Quoi qu'il en soit, nous recommandons d'une façon spéciale, d'envelopper le tout d'une toile imperméable, soit en taffetas gommé, soit en gutta-percha ; par leur imperméabilité ces tissus ont l'avantage de prévenir la diffusion ou l'évaporation du principe actif, en même temps la température s'élève, il se produit une certaine sueur locale qui, mêlée aux liquides appliqués sur la région douloureuse, y entretient une sorte de bain tiède dont l'action émolliente et antiphlogistique est des plus précieuses. A cela doit se borner l'intervention medicale pendant la période d'acuité.

Deuxième période. — Les phénomènes du début se

sont assoupis, la douleur persiste, mais elle a perdu de son intensité, les jointures sont encore gonflées, mais, au lieu de ce gonflement inflammatoire du début avec rougeur, tension des téguments et même légère suffusion séreuse dans la synoviale, c'est un gonflement plus sec et moins en rapport avec une congestion et une hyperémie aiguë.

Dans ce cas, le traitement doit se subdiviser, comme durant la première période, en traitement général et traitement local.

Traitement général. — Il ne sera souvent que la continuation des moyens généraux que l'on aura dû employer dans la période d'acuité.

On aura recours à la teinture d'iode administrée suivant les préceptes indiqués par M. le professeur Lasègue.

Le régime tonique, les eaux ferrugineuses, seront fort utiles ; il faudra toujours surveiller l'emploi du fer assez souvent difficilement supporté par un estomac irritable L'huile de foie de morue a donné de fort bons résultats chez les individus affaiblis et de constitution sèche, ou encore chez ceux qui ont notablement perdu de leur embonpoint ; on peut l'employer en même temps que les toniques, mais ce médicament exige aussi un bon état de l'estomac, s'il était difficilement digéré il ne conviendrait pas d'insister sur son administration. D'ailleurs on pourrait chercher à placer l'estomac dans de meilleures conditions par les moyens que nous allons indiquer, car bien que la dyspepsie, les migraines, les sciatiques qui coexistent si fréquemment avec le rhumatisme noueux doivent être considérées comme des expressions diverses d'une même diathèse et soient toutes à la fois heureusement modifiées par le traitement général qui améliore le rhumatisme noueux, il n'est pas à dire pour cela qu'il n'y ait profit à les combattre chacune en particulier; ainsi pour l'estomac en particulier, si la teinture d'iode ne lui est pas favorable, il faudra réveiller son énergie par les amers administrés seuls ou additionnés d'ammoniaque ou d'acides minéraux; si, au contraire, il était trop irrité, on essayera de le calmer par des boissons alcalines, du bismuth, des préparations opiacées données à très-faibles doses, toutefois comme elles ont l'inconvénient de déterminer de la constipation et qu'il y a avantage à maintenir la liberté du ventre, il sera préférable d'avoir recours aux préparations de jusquiame ou de belladone.

Mais ces moyens n'ont pas suffi à entraver le cours de la maladie; cependant les douleurs sont à peu près apaisées, mais les jointures s'altèrent et les déformations s'accentuent, ayons recours à la médication arsénicale, d'autant plus volontiers que le sujet n'est pas trop âgé, que la maladie ne date pas de plusieurs années et que la phase d'acuité n'est assoupie que depuis un certain temps. En cet état de choses, l'arsenic a donné de fort bons résultats; nous avons suffisamment développé dans la première partie de notre travail tout ce qui a trait à cette médication pour pouvoir être bref en ce moment. Nous recommandons d'associer le traitement intérieur par la liqueur de Fowler ou de Pearson, aux bains arsénicaux; toutefois il est des cas où le mauvais état des voies digestives ne permet que l'usage des bains.

Il nous paraît dans cette circonstance fort utile d'associer les bains arsénicaux à la médication tonique que nous avons indiquée. Les eaux arsénicales et ferrugineuses de la Bourboule pourront dans ce cas trouver leur indication.

Le traitement arsénical est parfois suivi des meilleurs résultats, mais quelquefois surtout lorsqu'il est employé dans des cas très-invétérés, il a l'inconvénient de rappeler les douleurs et le gonflement, il est donc nuisible ; il est vrai que dans des cas moins avancés son action efficace est souvent précédée d'un réveil des phénomènes douloureux, mais la tolérance ne tarde pas à s'établir ; parfois enfin l'arsenic est complètement inefficace. On n'a pu jusqu'ici déterminer les conditions de la nécessité ou celles de l'insuccès.

Nous réservons une part importante aux bains de vapeur térébenthinés, ils ont réussi dans des cas où la plupart des autres médications avait échoué, nous les associerons volontiers au traitement par la teinture d'iode ; toujours avant de songer à leur administration il convient d'examiner avec soin l'état du cœur et de s'abstenir de leur emploi si cet organe n'était pas sain, la propension aux congestions viscérales, surtout à celles du cerveau constitue également une contre-indication.

Parfois la circulation se fait mal vers les extrémités malades. Garrod et Habershon (British med., année 1869), se sont bien trouvés dans ces circonstances de l'emploi du gaïac ; il faut prescrire de préférence la teinture ammoniacale de sa résine et l'estomac tolère bien cette préparation si on a soin de l'associer à un mucilage aromatique ; dans certains cas, il est vrai, elle exerce une action irritante sur les intestins, mais une ou deux gouttes de teinture d'opium suffisent ordinairement pour arrêter cette action.

Nous ne croyons pas devoir parler de tous les médicaments qui ont été préconisés, car nous voulons bien croire que leur action a été efficace, mais c'est tout à fait à titre exceptionnel ; toutefois nous mentionnerons encore la noix vomique et son alcaloïde, la strychnine, car elle est assez usitée de l'autre côté de la Manche, on l'emploie dans un double but, pour donner du ton aux organes digestifs, favoriser l'assimilation et aussi parce qu'on la juge capable de réveiller la contractilité musculaire et de retarder le moment de leur atrophie.

M. Charcot place la teinture ammoniacale gaïac sur le même pied que l'arsenic ; elle produit d'abord une exaspération des accidents locaux, puis une amélioration notable, la mobilité des jointures reparaît quelquefois au bout d'un certain temps et le malade éprouve un soulagement manifeste.

Traitement local. — Employé seul il donne rarement de bons résultats, mais il s'associe très favorablement à la médication générale. Lorsque les douleurs se sont apaisées, nous maintiendrons encore les jointures au repos, mais nous cesserons les baumes et cataplasmes de farine de lin ou de sable chaud, le moment est venu de recourir aux révulsifs, on se servira de teinture d'iode concentrée, de vésicatoires volants et d'huile de croton. L'électrisation des jointures pourra peut-être donner quelques succès, son usage n'est point encore assez généralisé pour que l'on puisse se prononcer sur sa valeur, mais tout porte à croire que ce sera un agent énergique et qui justifiera ses promesses. On a encore à sa disposition les bains locaux, simples ou médicamenteux, ils pourront contribuer à assouplir les articulations, surtout si l'on y joint un massage méthodique.

A. Parent, imprimeur de la Faculté de Médecine, rue M.-le-Prince, 31.

29

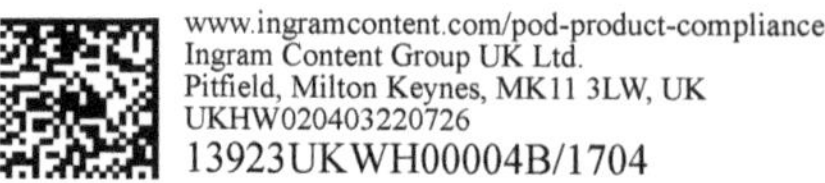
www.ingramcontent.com/pod-product-compliance
Ingram Content Group UK Ltd.
Pitfield, Milton Keynes, MK11 3LW, UK
UKHW020403220726
13923UKWH00004B/1704

9 782019 290054